Sexuelle Bildung für alle

Sex Fragen und Antworten

1. Was ist Sex?

Sex bezieht sich auf alle Handlungen, die dich sexuell erregen können. Sex ist nicht auf Sex beschränkt. Dazu gehören unter anderem Küsse, Streicheleinheiten und Oralsex. Du kannst auch Sex mit dir haben (das nennt man Masturbation). Sexualität ist ein zentrales Element der menschlichen Existenz. Es ist eine normale, positive Art, dich auszudrücken. Sexualität beinhaltet nicht nur Sex, sondern auch andere Themen wie sexuelle Lust und Intimität, Anatomie und die Möglichkeit, Kinder zu haben, sowie Tabus und Werte über sexuelle Orientierung.

Gründe für Sex

Du kannst Sexualität aus verschiedenen Gründen haben, zum Beispiel weil du willst:

Kinder haben;

sexuelle Lust erleben;

drücke deine Liebe und andere Gefühle aus;

Intimität erfahren;

Entspannen Sie Sich...

Verschiedene Möglichkeiten, Sexualität zu haben

Du kannst Sexualität auf verschiedene Arten haben:

Sex haben

dich streicheln;

indem du dich umarmst;

dich küssen;

indem du dich leckst;

durch Erregung der erogenen Zonen des Körpers ...

Sie können Sex mit jemandem oder mit sich selbst haben

(Masturbation).

Bei Sex geht es nicht nur darum, die richtigen Techniken

anzuwenden. Es ist auch wichtig, auf die Gefühle und

Wünsche des anderen zu achten, Intimität zu teilen und eine unterstützende Atmosphäre zu schaffen.

Experimentieren Sie und finden Sie heraus, was Ihr Partner und Sie bevorzugen. Sprechen Sie mit Ihrem Partner über Ihre Wünsche und Gefühle. Sie können auch eigene Experimente machen.

Der Sex kann jedes Mal anders sein.

Das Sexualleben von Menschen kann sich im Laufe ihres Lebens ändern, beispielsweise weil sich ihr Körper oder ihr sexuelles Verlangen (Libido) entwickelt. Es ist normal. Manche Menschen haben keine Sexualität für längere oder kürzere Zeit.

Paare, die im Bett plaudern

Unterschiedliche Beziehungen und Sexualleben

Menschen haben verschiedene Arten von Beziehung und Sexualleben. Zum Beispiel: Manche Menschen haben Sex vor der Ehe, andere warten auf die Ehe. Manche Leute

haben nur einen Partner, andere mehr als einen.

Menschen gleichen Geschlechts können auch Sex

miteinander haben (Homosexualität).

2. Wie wird der Akt des Geschlechts ausgeführt?

Der Sexualakt ist eine einfache Handlung mit komplexen

Mechanismen, in der man Freude findet und die zudem für

die Fortpflanzung notwendig ist.

Eine andere mögliche reduktive Definition ist die

Penetration der Vagina der Frau durch den Penis des

Mannes, Penetration, während der der Mann Sperma

aussendet, das Sperma genannt wird, das verwendet wird,

um das Ei zu befruchten.

Tatsächlich hat jeder seine eigene Art, den sexuellen Akt

zu definieren, basierend auf dem, was er gelebt hat und

wie er sich fühlt.

Liebe zu machen ist eine Freude, die auf ein natürliches

und tiefes Verlangen reagiert.

Es ist eine echte Kunst: Körper und Geist zu mobilisieren,

um Spaß zu haben und dem Partner zu gefallen.

Es ist ein uralter, natürlicher Akt, der für die Reproduktion

der menschlichen Spezies notwendig ist.

Und es ist vor allem einer der Wege, dem anderen seine

Liebe zu offenbaren.

Wie geht's?

Der Mann betritt die Frau, sie genießen und nachdem sie

eine Zigarette rauchen ...

Das sehen wir in Filmen, das passiert manchmal im Leben

und das stellen wir uns vor, wenn wir es nie gemacht

haben. Anstatt Ihnen anhand des Menüs etwas zu

beschreiben, was Sie wahrscheinlich bereits wissen, finden

Sie hier einige kleine Wortschatz-Referenzen:

• Verführung

•Verlangen

• Sexuelle Präludien

•Erogene Zonen

• Fantasien

• Anregung

• Erektion

• Die Positionen

• Orgasmus

• Ejakulation

• Freude

• Masturbation

3. Was ist Penetration beim Koitus oder beim Sexualakt?

Wenn ein Mann und eine Frau von einander verführt werden, kann die Idee, Liebe zu machen, sie ziemlich schnell berühren.

Nach langen Wochen (oder Stunden oder Minuten!) Der Geduld, in der Lage zu sein, den Körper desjenigen zu berühren, der sie fantasieren lässt, ist ein echter Gral für Männer.

Viele Männer lieben Vorl? Nge, (das sage ich, sie LIEBEN sie), aber es ist, wenn der Moment der Durchdringung kommt, dass sie eine wahre Befreiung, eine Fülle mit einem Gefühl der unvergleichlichen Verschmelzung gemischt fühlen. Wie im wahrsten Sinne des Wortes in den Abgrund des Körpers einer Frau eintauchen.

Je mehr die Vagina geschmiert wird, desto besser ist die Penetration. Die Adjektive, die am häufigsten auftreten, um die Empfindungen beim Eindringen zu beschreiben, sind mehr oder weniger heiß, mehr oder weniger nass ...

Einige Männer geben jedoch zu, dass sie nicht die gleichen Auswirkungen haben, abhängig von der Frau, die sie betreten. Es gibt so viele Frauen wie Vaginas, manche sind sehr schmal und andere sind breiter, länger, kürzer ...

Da gibt es so viele Penisse wie Männer. Der Charme der Vielfalt, was!

Penetrationseindrücke nach Positionen

Abhängig von den sexuellen Positionen, die während der Penetration gewählt werden, sind die Gefühle für den Mann und für die Frau unterschiedlich.

Doggystyle ist eine der Lieblingspositionen von Männern, erstens, weil sie ihnen einen sehr aufregenden Blickwinkel gibt, aber auch, weil sie eine sehr tiefe Penetration und einen direkten Zugang des Penis auf Punkt G (dieser Heilige Gral auf der Vorderseite) erlaubt Teil der Vagina).

Und wer sagt, Punkt G sagt Vergnügen und die Freude seines Partners, er fühlt (und teilt).

Während der Penetration können Männer den Orgasmus der Frau fühlen, weil ihre Vagina manchmal Ejakulation ausstrahlt und vor allem, weil sie sich unwillkürlich zusammenzieht.

Diese Kontraktionen sind mehr oder weniger stark nach der Muskulatur des Perineums der Frau.

Wenn es Muskeln gelernt hat, können Kontraktionen intensiver sein und die Gefühle des Vergnügens für den Mann erhöhen.

4. Was ist Oralsex?

Sexuelles Vergnügen, das bei vielen Männern sehr beliebt ist, Oralsex ohne Kondom kann immer noch sexuell übertragbare Infektionen (STIs) übertragen.

Männer sagen selten Nein zu diesem kleinen Vergnügen, das ist der Blowjob. Aber ohne Kondom birgt diese Praxis Risiken von sexuell übertragbaren Infektionen (STI) mit verschiedenen Konsequenzen, je nach Fall.

Es ist jedoch sehr schwierig, die Anzahl der Personen zu bestimmen, die eine Infektion oder eine Krankheit haben, die durch Oralsex verursacht werden, da sie oft mit anderen Arten von Sex gekoppelt ist. Kennst du jedoch diese verschiedenen STIs, die du durch ungeschützten Oralsex erreichen kannst?

HIV und Blasen

Da das HIV-Virus im Samen vorhanden ist, kann es sehr selten während eines Blowjobs übertragen werden, wenn im Partnermund Ejakulation vorliegt. Dieses Risiko ist schwer zu bewerten. In der Tat konnten die Ergebnisse einer Studie mit 250 sero-diskriminierenden heterosexuellen Paaren (ein seropositives und ein anderes sero-negatives) keine Serokonversion nachweisen (Seronegativ wird HIV-positiv), deren Ursache Oralsex wäre. Auf der anderen Seite wurden unter etwa einhundert homosexuellen Paaren fast 8% der Serokonversionen dem

Oralsex zugeschrieben.

Nach vielen Studien ist das Risiko einer HIV-Übertragung beim Oralsex in Abwesenheit von bereits bestehenden oralen Läsionen selten. Dieses Ergebnis sollte jedoch die Ausübung von ungeschütztem Oralsex nicht fördern, da kein Nullrisiko besteht.

Papillomavirus

Das humane Papillomavirus (HPV) ist die häufigste STI in der Bevölkerung und betrifft sowohl Männer als auch Frauen. Diese Infektion hat mehrere Arten, die Schäden an den Genitalien, Anus oder Mund verursachen können. Wenn die infizierte Person die meiste Zeit auf natürliche Weise von ihnen befreit wird, können sich die Läsionen manchmal in einen gutartigen Tumor (Condylom bei beiden Geschlechtern) oder bösartigen (Krebs des Gebärmutterhalses) verwandeln. Im Falle eines HNO-

Krebses, bei dem HPV der Ursprung ist, beträgt die Überlebensrate bei Radio-Chemotherapie 80 bis 90%.

Da ein Impfstoff nun für Mädchen verfügbar ist, die noch keinen Sex hatten, sollte die Anzahl der Infizierten in den kommenden Jahren abnehmen.

Herpes

Viren der Herpes-Familie sind in mehrere Kategorien unterteilt. Die zwei häufigsten sind Herpes Typ 1 (HSV1) und Herpes Typ 2 (HSV2). Der erste befindet sich oft auf der oralen Ebene, während der zweite hauptsächlich die Genitalbereiche betrifft, obwohl beide Arten von Herpes derzeit in diesen beiden Orten homogen gefunden werden. Oralverkehr ohne Kondom kann zu Infektionen mit Herpes Typ 1 oder 2 führen. Eine antivirale Therapie kann bei wiederkehrenden Infektionen verschrieben werden.

Hepatitis B und C

Da das Hepatitis-B-Virus hochgradig infektiös ist, wird empfohlen, sich vor einer sexuellen Aktivität mit einer kontaminierten Person geimpften zu lassen. Nach vielen Studien wird die Übertragung von Hepatitis C während eines Blowjobs ohne Kondom nicht beschrieben.

Trichomonas

Während HPV die häufigste STI der Welt ist, ist Trichomonas die häufigste STI. Es betrifft meistens Frauen, aber es wird nicht in einer ausschließlich genito-oralen Beziehung übertragen. Die Einnahme von Antibiotika kann diese Krankheit behandeln.

Gonokokken und Chlamydien

Diese zwei Infektionen werden dreimal häufiger während eines Genitalberichts übertragen als während des Oralsex. Wenn sie jedoch nicht rechtzeitig behandelt werden, können sie zu Komplikationen führen. Wenn sie im

Pharynx vorhanden sind, sind Gonokokken schwieriger zu behandeln, da sie resistenter gegen Antibiotika sind. Wie bei Chlamydien führt eine genitale Infektion zu einer Entzündung des Gebärmutterhalses oder der Gefäße. Aber wenn es unbehandelt bleibt, kann es Unfruchtbarkeit bei Frauen verursachen. Beide Infektionen sind leicht mit Antibiotika zu behandeln.

Syphilis

Während Syphilis in den 90er Jahren sehr unauffällig war, hat es im letzten Jahrzehnt leider eine Explosion von neuen Fällen. Das für diese Infektion verantwortliche Bakterium ist sehr ansteckend. Tatsächlich wird geschätzt, dass 50% der Schleimhautkontakte Syphilis übertragen können, einschließlich ungeschützten Oralsex. Sobald der Partner kontaminiert ist, können sich Geschwüre (Verlust von Substanzen, die eine Wunde verursachen) auf den Lippen, dem Gaumen, der Zunge oder den Mandeln bilden. Wenn die Verabreichung eines Antibiotikums es ermöglicht, die Infektion zu eliminieren, ist es wichtig zu spezifizieren, dass eine unbehandelte Infektion mehrere Organe erreichen kann.

Verhütung

Obwohl Oralsex ohne Kondom viel weniger riskant ist als genital generalisiert, werden einige Infektionen wie HPV oder Herpes während des ungeschützten Oralsex leicht übertragen. Also, wenn Sie vermeiden wollen, eine STI zu bekommen, wird Kondom Verwendung offensichtlich empfohlen. Es ist auch ratsam, vor dem Geschlechtsverkehr mit einem neuen Partner gegen Hepatitis B und HPV geimpft zu werden.

5. Was ist Analsex?

Wenn wir über Analsex sprechen, denken wir in erster Linie an Sodomie, die unter vielen Missverständnissen leidet. Wir hören oft, dass es weh tut, dass es schmutzig und erniedrigend ist. In Bezug auf Sodomie-bedingte Schmerzen ist anzumerken, dass der Anus aus physiologischer Sicht nicht für die Penetration ausgelegt ist. Die Handlung kann schmerzhaft sein, wenn sie nicht unter guten Bedingungen ausgeübt wird. Es ist wichtig, sich danach zu fühlen und Spaß zu haben. Da das Gehirn gut gemacht ist, kann der Schmerz schnell zum Vergnügen werden, wenn Sie besonders aufgeregt sind. Das Hygieneupdate ist sehr wichtig. Für viele Menschen ist Sodomie dreckig, weil sie mit dem Anus und somit mit dem Stuhl in Verbindung steht. Einige Frauen haben sich entschieden, "das Spiel zu spielen", indem sie sich vollkommen wohl und zuversichtlich mit ihrem Partner fühlen. Und schade, wenn es Unannehmlichkeiten gibt.

Andere mögen gerne Sodomie, aber unter optimalen Bedingungen. Es ist wichtig, vorher nicht zu viel gegessen zu haben, den Darm maximal zu entleeren und vor der Intimität gut zu duschen. Aus hygienischen Gründen ist es auch möglich, eine Einlaufbirne zu verwenden, um unangenehme Überraschungen zu vermeiden.

Sodomie kann eine Quelle unvergleichlichen Vergnügens sein, vorausgesetzt, dass sie unter guten Bedingungen ausgeübt wird. Das Motto ist Sanftmut. Ihr Partner sollte nicht aufdringlich oder abrupt sein, auf die Gefahr hin, Sie wirklich zu verletzen. Manche Frauen haben sogar Orgasmen mit analer Penetration. Der Analsphinkter ist einer der erogensten Bereiche des Körpers. Zögern Sie nicht, Schmiermittel zu verwenden, um das Eindringen zu erleichtern. Aber wählen Sie nicht ein Heizgel oder mit bestimmten Geschmäcken, um jedes Problem der Reizung zu vermeiden. Es gibt viele ideale Positionen, um Analsex zu üben. Eine der beliebtesten Positionen ist es, rittlings auf deinem Geliebten zu sitzen. Die Position des Löffels ist intim, sexy und für die ersten paar Male geeignet.

Doggie kennt auch viele Anhänger, weil es viele Vorteile hat. Ihr Partner wird in der Lage sein, Ihre Brüste und Klitoris zu streicheln, um Ihnen mehr Vergnügen zu bereiten.

Vor dem Analsex ist es wichtig, Vorsichtsmaßnahmen zu treffen. Die erste betrifft das obligatorische Tragen von Kondomen. Sodomie kann viele Infektionen, sexuell übertragbare Krankheiten wie AIDS übertragen. Die Penetration sollte niemals abrupt erfolgen, da dies zu Engpässen oder Blutungen führen kann. Es sollte auch vermieden werden, von analer Penetration zu vaginaler Penetration überzugehen. Aufgrund der Keime im Rektum besteht ein hohes Risiko einer vaginalen Infektion. Nach einem analen Bericht neigen einige Frauen zu einigen

Unannehmlichkeiten, wie Blähungen, Blähungen oder dem Drang, auf die Toilette zu gehen. In jedem Fall ist es wichtig, dass Sie sich mit Ihrem Partner wohl fühlen, auf die Gefahr eines schlechten Lebens nach dem Analsex.

Beim Analsex ist es nicht nur Sodomie. Für einen süßen Start gibt es Anal-Streicheleinheiten, ideal zum Entdecken. Sie sind eine gute Möglichkeit herauszufinden, ob Sie sich wohl fühlen und weiter gehen wollen. In Bezug auf Schmerz, habe keine Angst. Solange Liebkosungen sanft verschwendet werden, gibt es keinen Grund, verletzt zu werden. Einige Paare entscheiden sich für die Verwendung von Sexspielzeugen, um die Empfindungen zu entdecken, die durch die Stimulation dieses Intimbereichs verursacht werden. Es gibt auch Analdigitus, das ist das Eindringen der Finger in den Anus. Eine andere Übung ist Rimming (oder Rosenblüte), die Anal Cunnilingus ist. Viele Menschen erreichen mit dieser Übung einen Orgasmus. Es verursacht keine Schmerzen, aber Sie können eine echte Verlegenheit fühlen, da diese Handlung empfindlich und unbescheiden ist. Es braucht eine totale Loslassen zu schätzen. Denken Sie daran, dass Hygiene mit einer obligatorischen Dusche unbedingt erforderlich ist.

6. Was ist Masturbation?

Selbstbefriedigung ist auf keinen Fall mehr ein Tabuthema als je zuvor. Und da wir darüber sprechen, gibt es auf dieser Ebene signifikante Unterschiede zwischen Männern und Frauen. Was sind sie und was sind sie für sie?

7. Was sind die medizinischen Auswirkungen auf die Masturbation?

Nach mehreren medizinischen Quellen Masturbation:

• Verbessert die männliche Leistung

• Verhindert Prostatakrebs

• Reduziert Stress

• Erhöht das Vergnügen zu zwei

• Fördert vaginalen Orgasmus

• Verbessert den Schlaf

• Lindert Schmerzen

Aber um mit den Missetaten zu vergleichen, die im folgenden Paragraph aufgezählt sind, ist besser, ohne sie auszukommen.

Die schädlichen Folgen der Masturbation sind wie folgt: Es verursacht Impotenz oder Sterilität: Es gibt eine Vene, die Blut in das Genitalorgan des Menschen bringt: Eine häufige Praxis der Masturbation verursacht eine allmähliche Austrocknung dieser Vene. So wird das Organ nicht mehr richtig bewässert. Kleine Kollateralvenen übernehmen, schwellen und verderben. Dieses Phänomen führt zu einem Mangel an Erektion und Impotenz. Häufige Ejakulation führt zur Verarmung der Spermien. In der Tat verursacht die Entleerung des Samenbestands eine Überaktivität in den Hoden, um den Bestand wieder aufzubauen. Diese Rekonstitution muss von einer Überfütterung von Energie, Proteinen und anderen begleitet sein. Oft sind diese Elemente nicht in ausreichender Menge im Körper vorhanden, um auf diese starke Nachfrage antworten zu können. Spermatozoen werden daher nicht in ausreichender Menge und Qualität reproduziert, daher erscheint die Sterilität.

Eine Person, die in einem solchen Zustand der Schwäche ist, wird tendenziell fliehen und von Homosexualität angezogen werden.

- Es verursacht Überempfindlichkeit des Genitalorgans:

* Entgegen der landläufigen Meinung wird das Organ sehr empfindlich. Das Sperma wird durch einfache

Berührungen oder ein paar Gedanken evakuiert. Manchmal kommt es sogar vor, dass diese Entleerungen von Spermien häufig unbewusst und in geringen Mengen durch Körperbewegungen des täglichen Lebens, Reibung mit Kleidung, Sehen von sinnlichen Bildern und so weiter vorkommen. Es gibt also das oben erwähnte Phänomen der Überaktivität.

* Diese Überempfindlichkeit kann auch zu Störungen in der Stärke der Retention oder Evakuierung von Urin führen.

* Die Evakuierung von Urin mit Gewalt wird von Sperma begleitet.

* Problem der Kontinenz von Urin zum Beispiel lachen zu hart oder tragen einen schweren Gegenstand.

* Problem der vorzeitigen Ejakulation.

- Es kann eine Schwächung des Gehirns verursachen:

* Erotische und verbotene Gedanken zerstören
Konzentration und gesunde intellektuelle Aktivität. Sie
verursachen auch eine Verringerung des Vergnügens und
des Genusses während intimer Beziehungen in dem Paar.

* Häufige Erektionen schwächen die Nerven zusätzlich.

* Masturbation kann auch zu einer Schwächung der
Sehkraft und Kopfschmerzen führen; Eine einfache
Anstrengung beim Gehen oder ein schneller
Positionswechsel (im Stehen oder im Sitzen) kann dazu
führen, dass ein "schwarzer Schleier" vor den Augen
erscheint.

* Diese Gewohnheit kann auch Gedächtnisverlust, schwere
Augen nach einiger Anstrengung verursachen, um zu
studieren. Dies hat den Effekt, die Lernmotivation zu
reduzieren.

- Es schädigt die Leber:

* Die Leber beteiligt sich an der Produktion von Blut. Die häufige Abgabe von Spermien durch Masturbation führt zu einer größeren Nachfrage nach Blutbestandteilen zur Herstellung von Spermien. Die Leber ist überarbeitet. Die Menge an Blut entspricht nicht der Körperforderung. Was dazu führt:

* Gelbe Gesichtsfarbe.

* Appetitverlust.

* Müdigkeit und häufige Müdigkeit, die den Verlust von Motivation, Mut, Anstrengung und Aktivität verursacht.

* Hormonstörungen, die Akne verursachen können.

* Geringer Widerstand gegen die Krankheit.

* Allgemeiner cholerischer Zustand für unbedeutende Dinge.

* Brustschmerzen...

- Einfluss des Herzens:

* Die natürliche Hitze des Herzens nimmt ab, weil es nicht rekonstituiert wird, was Alterszeichen verursacht. Diese natürliche Wärme des Herzens und seine Abnahme verursacht eine Schwäche des Körpers oder sogar chronische Ohnmacht.

* Das Blutpumpen des Herzens ist unzureichend und das Blut, das das Genitalorgan nicht richtig erreicht, verursacht eine Erektionsschwäche.

* Die Person leidet unter einem Schuldgefühl, das Mut zerstört und Unbehagen entwickelt. Sie erfährt Abstoßung und öffentliche Abneigung (Scheu und Verweigerung, sich mit anderen zu vermischen).

- Verschlechterung der Hodenfunktionen:

* Die Hoden haben die Aufgabe, Samen zu machen. Die häufige Entleerung von Spermien durch Masturbation erhöht die Hodenaktivität übermäßig. Diese Überladung verursacht eine fehlerhafte Aktivität, die zu Sterilität,

Evakuierung von Blut anstelle von Samen und Schmerzen in den Nieren und Füßen führen kann.

8. Was ist männliche Masturbation?

Wenn Masturbation bei Frauen eine Tabuübung bleibt, ist dies beim Menschen nicht der Fall. Für das männliche Geschlecht ist Masturbation eine übliche Praxis. Der Mann masturbiert, um sich zu entspannen, Spaß zu haben, einen Orgasmus zu erreichen ... ob er allein oder in einer Beziehung ist. In dieser letzten Situation bedeutet es nicht, dass seine Frau ihn nicht befriedigt, sondern dass er sich einfach treffen und auf ihn aufpassen muss. Darüber hinaus ist Masturbation beim Menschen auch ein körperliches Bedürfnis. Tatsächlich produzieren seine Organe Samen, die regelmäßig ausgestoßen werden müssen, um Platz für frisch produziertes Sperma zu schaffen. Während des Masturbierens gibt der Mann Sperma durch die Ejakulation frei.

9. Gibt es weibliche Masturbation? Was ist es?

Die Praxis der weiblichen Masturbation ist nach wie vor extrem tabu und beschämend, doch viele Studien zeigen, dass sie von der Mehrheit der Frauen, ob allein oder in einer Beziehung, verwendet wird. Es ist eine sehr gute Möglichkeit, Ihren Körper und seine erogensten Zonen kennen zu lernen, aber auch einen Orgasmus zu erreichen. Außerdem erreichen manche Frauen nur durch Masturbieren den Orgasmus. Mit anderen Worten, diese kleinen einsamen Freuden ermöglichen Frauen ein erfüllenderes und aktiveres Sexualleben. In der Tat, wenn sie ihre empfindlichsten Bereiche perfekt kennen, können sie ihren Partner zu einer echten sexuellen Verschmelzung führen.

10. Was verursacht niedriges sexuelles Verlangen?

Müdigkeit, Stress, hormonelle Veränderungen, Medikamente oder Routine können einen Rückgang der Libido verursachen. Der Rückgang der Begierde ist jedoch nicht unvermeidlich. Hier sind einige Tipps, um Ihre Libido zu steigern und eine befriedigende sexuelle Gesundheit wiederzuerlangen.

11. Was ist dysfunktionale Sexualität?

Dysfunktionale Sexualität ist jedes physische oder psychische Problem, das Sie oder Ihren Partner daran hindert, sexuelle Befriedigung zu erlangen. Männliche sexuelle Dysfunktion ist ein allgemeines Gesundheitsproblem, das Männer aller Alter beeinflußt, aber ist mit zunehmendem Alter häufiger. Die Behandlung kann Männern, die an sexueller Dysfunktion leiden, oft helfen. Die wichtigsten Arten der männlichen sexuellen Dysfunktion sind: Erektile Dysfunktion (Schwierigkeiten, eine Erektion zu bekommen / zu halten), vorzeitige Ejakulation (schneller Orgasmus), verzögerte oder gehemmte Ejakulation (zu langsam oder überhaupt nicht zum Orgasmus), geringe Libido (vermindertes Interesse an Sex). Die körperlichen Ursachen für die allgemeine sexuelle Dysfunktion können zurückzuführen sein auf: Niedrige Testosteronspiegel, verschreibungspflichtige Medikamente (Antidepressiva, Bluthochdruck-Medikamente), Blutgefäßerkrankungen wie Atherosklerose (Arterienverkalkung) und Bluthochdruck, Schlaganfall oder Nervenschäden durch Diabetes oder Chirurgie, Rauchen, Alkoholismus und Drogenmissbrauch. Psychologische Ursachen können sein: Sorgen über sexuelle Leistung, Ehe- oder Beziehungsprobleme,

Depression, Schuldgefühle, Auswirkungen vergangener sexueller Traumata, arbeitsbedingter Stress und Angstzustände.

12. Was ist frühe Ejakulation?

Im Allgemeinen resultiert die vorzeitige Ejakulation aus den "physiologischen" Blut- und Muskelreaktionen, die während der sexuellen Erregung bei Männern auftreten, leichter erregbar, wie Sie später in diesem Text sehen werden. Ungefähr 35% der Männer auf der Welt sind Ejakulatoren, aber es gibt viele Arten von EPs (überprüfen Sie Ihre). Glücklicherweise sind frühe Ejakulatoren immer zahlreicher zu konsultieren. Aber Vorsicht! Therapeutische Ansätze unterscheiden sich und viele berücksichtigen nicht die wahren Ursachen von PE oder die Freude, die mit der Verlängerung der Erregung einhergehen muss

Deshalb ist die Annäherung an den Körper unvergleichlich die effektivste und doch die kürzeste, um dieses Problem zu behandeln, weil sie auf den physiologischen Reaktionen beruht, die vorzeitige Ejakulation verursachen, aber auch auf der Freude, die ein Mann zurückziehen muss, wenn er lernt, seine Erregung zu verlängern .

Physische oder organische Ursachen der vorzeitigen Ejakulation

Sie sind sehr selten, aber es kann passieren. Wie bei manchen Männern, die Schwierigkeiten haben, ihre Eichel zu entdecken (Phimose); Entzündung der Harnröhre; oder eine kurze Vorhaut zum Beispiel. Diese Situationen erfordern eine Operation oder Medikamente. Dies bedeutet nicht, dass vorzeitige Ejakulation gelöst wäre.

Psycho-emotionale Faktoren

Wir finden häufiger Männer, die Stress und Angst entwickelt haben, weil sie an vorzeitiger Ejakulation leiden, das Gegenteil ist zu sagen, Männer, die vorzeitige Ejakulatoren werden würden, weil sie gestresst und ängstlich wären. Stress und Angst vor vorzeitiger Ejakulation werden häufig im Angesicht eines Partners vergrößert, der nur eine längere Penetration genießen möchte oder kann. Oder durch gelegentlichen Geschlechtsverkehr im Abstand von mehreren Tagen oder sogar Wochen. Dies kann die Wirkung nervöser Nervosität haben Männer bereits leicht erregbar, vor allem, wenn sie eine starke Libido haben. Dieser Teufelskreis wird dann mehr vorzeitige Ejakulation fördern.

13. Wie kann ich die frühe Ejakulation stoppen?

Wenn Sie Ihre Erregung modulieren oder verwalten wollen, bevor Sie ejakulieren, müssen Sie wissen, wie Sie die physiologischen Reaktionen, die in Ihrem Körper unter der Wirkung der sexuellen Erregung auftreten, verhindern und dass Sie so viele schlechte Tricks spielen, die Sie

wahrscheinlich mehr Männer sind leicht erregbar.

Durch das Erlernen der richtigen Körperfähigkeiten, wie

zum Beispiel richtiges Atmen und Bewegen in

verschiedenen Positionen, um die Muskelspannung zu

vermeiden, die mit der Auslösung von

Ejakulationskrämpfen verbunden ist, können Sie Ihre

Erregung mit Ihrem Partner verlängern und mit ihr ein

Maximum an Freude teilen.

Eine Methode oder Technik, die das Vergnügen des

Mannes nicht berücksichtigt, vorausgesetzt, dass er nicht

ejakuliert, wird manchmal eine Anstrengung und eine

Unannehmlichkeit für viele.

14. Was ist Orgasmus?

Orgasmus ist der intensivste Moment in einer sexuellen

Beziehung. Es manifestiert sich durch angenehme

Empfindungen im ganzen Körper, die mehrere Sekunden dauern. Es ist gekennzeichnet durch Ejakulation bei Männern und durch wiederholte Kontraktionen der Vagina bei Frauen. Dieser Moment bringt auch ein tiefes Wohlbefinden.

Die angenehmen Empfindungen, die Orgasmus bringt, sind mit Hormonen verbunden. In Situationen des Wohlbefindens, wie beim Geschlechtsverkehr, produziert das Gehirn Hormone, die die Empfindungen verstärken. "Im Moment des orgastischen Aufstiegs und Orgasmus, gibt es eine Über-Sekretion von Dopamin, Oxytocin und Adrenalin, ein großer hormoneller Trieb, der das Vergnügen erhöht"

15. Was ist männlicher Orgasmus?

Orgasmus, ob weiblich oder männlich, ist eine physiologische Reaktion des Körpers, die auf dem

Höhepunkt der sexuellen Erregungsphase auftritt. Beim

Menschen erfolgt dies nach Stimulation erogener Zonen

und / oder Geschlechtsorgane (Penis, Hoden, After etc.).

Physisch führt männlicher Orgasmus in der Regel zu

Ejakulation (aber nicht immer), sowie starke

Muskelkontraktionen. Schließlich dauert es

durchschnittlich 6 Sekunden.

16. Was ist weiblicher Orgasmus?

Bei Frauen kann der Orgasmus bei direkter oder indirekter

Stimulation der Klitoris und ihrer peripheren sensorischen

Sensoren, der vorderen Wand der Vagina und des G-

Punktes oder des Gebärmutterhalses auftreten. Die

klitorale Stimulation scheint jedoch die effektivste

Methode zu sein. Diese für die Frau einzigartige Orgel

dient nur dem Vergnügen. Außerdem würde eine Frau, die

gerade einen Orgasmus erreicht hat, innerhalb einer halben

Stunde nach dem Geschlechtsverkehr weniger Sperma ausscheiden. Für 92% der Frauen ist die Stimulation der Klitoris der effektivste Weg, um einen Orgasmus zu erleben. Im Allgemeinen wird dieses ultimative Ziel in wenigen Minuten während der Masturbation erreicht. Es bietet, nach einigen, den intensivsten Orgasmus. Es ist von zwei Stangen umgeben, die sich in die Scheide erstrecken und direkte und indirekte Stimulation ermöglichen. Darüber hinaus erstreckt es sich im Körper der Frau. Bei manchen ist es leicht, sie indirekt in der Region zwischen dem kleinen Liebesball und dem oberen Ende der großen Schamlippen zu stimulieren. Die Stimulation der Klitoris mit den Fingern oder der Zunge (Cunnilingus) verleiht der Frau normalerweise intensive Gefühle. Die Verwendung von Spielzeug (Vibratoren oder andere) führt auch zum Genuss.

Die Vagina bietet bei manchen Frauen auch einen inneren Orgasmus. Tatsächlich würden acht Prozent des weiblichen Geschlechts vaginale Orgasmen bekommen, während eine von drei Frauen sowohl klitoral als auch vaginal wäre. Mehrere Forscher behaupten jedoch, dass es sich um die indirekte Stimulation der Klitoris handelt, insbesondere durch die Stängel, die sich, wie wir wissen, bis zum Eingang der Vagina erstrecken.

Der Eintritt der Vagina, mehr als das Innere selbst, ist eine Quelle der Freude für Frauen. Bestimmte Positionen bevorzugen jedoch die Stimulation eines inneren Bereichs, der G-Punkt, der Hund (eine hintere vaginale Penetration) und die Position von Andromache (die Frau, die auf dem Penis des Mannes sitzt, der auf dem Rücken liegt) sind unter den effektiveren . Im letzteren Fall ist es möglich, die Klitoris direkt oder indirekt für noch mehr Freude zu stimulieren. Einige Varianten sind auch effektiv. Es liegt an Ihnen, das zu wählen, das Sie bevorzugen.

Manche Frauen erleben beim Analpenetration einen Orgasmus: eine im Westen weniger verbreitete Praxis. Auch hier ist der Anus mit vielen sensorischen Nerven ausgestattet, die das Vergnügen steigern können, wenn der Schmerz nicht vorhanden ist. Ein Eindringen des Penis oder eines Dildos, begleitet von einer Hin- und Herbewegung, kann zum Orgasmus führen.

Sehr erogen, bleibt der Anus eine zerbrechliche Öffnung. Ihr Partner muss daher bei Streicheln und Penetration sehr empfindlich sein. Die Verwendung eines Schmiermittels vom Typ KY wird empfohlen. Speichel kann als Schmiermittel verwendet werden, aber es trocknet schnell und erfordert die Unterbrechung des Streichelns, um die Schmierung zu erneuern. Petroleumgele wie Petrolatum

und Anästhesiemittel (die Schmerzen lindern) sollten
vermieden werden.

Zusätzlich erlauben die Positionen, die eine anale
Penetration begünstigen, auch eine Stimulation der
Klitoris. Denken Sie immer daran, dass Weichheit
vorherrschen sollte und dass die Penetration bei
Schmerzen und / oder Beschwerden unterbrochen werden
sollte.

17. Was ist der G-Punkt?

Der G-Punkt ist ein Bereich in Ihrer Vagina, der als
besonders erogen bekannt ist: stimuliert, ermöglicht es
Mädchen, intensiven sexuellen Genuss zu erleben. Es
verdankt seinen Namen dem Sexologen Ernest Gräfenberg,
dem ersten, der vor 60 Jahren eine Studie über die
weibliche Lust durchgeführt hat.

Mit einer Größe, die im Durchschnitt der einer Münze entspricht, liegt sie am Eingang Ihrer Vagina, 1 bis 4 Zentimeter tief. Es hat die Form eines kleinen Balls, der beim Simulieren anschwillt.

Das Erkunden dieses Bereichs kann es für einige Mädchen leichter machen, einen Orgasmus zu erreichen. Sie können diesen Bereich sogar selbst erkunden, wenn Sie masturbieren. Ansonsten wissen Sie, dass bestimmte Positionen bei Umarmungen den G-Punkt stärker stimulieren können: Dies ist der Fall der Position des Windhunds oder die Position von Andromache.

18. Wie man männliche Orgasmusstörung repariert?

Der Mann wird normalerweise mit einem Problem der verzögerten Ejakulation oder der Abwesenheit der Ejakulation präsentieren. Wenn zu allen Zeiten und unter allen Umständen keine Ejakulation vorhanden ist, ist eine medizinische Untersuchung erforderlich, um die Ursache zu bestimmen. Jetzt sind die meisten Männer, die für eine Abwesenheit der Ejakulation konsultieren, in der Lage, zu ejakulieren, wenn sie selbst aufgeregt sind, aber sie können es nicht während der Penetration tun. Eine Sexualtherapie, die sich auf den Erwerb neuer Fähigkeiten konzentriert, wird sehr hilfreich sein, um dieses Problem zu lösen.

19. Wie man weibliche Orgasmusstörung repariert?

Die Abwesenheit des Organismus kann bei der Frau verschiedene Formen annehmen. Manche sind nie erfolgreich, ob alleine oder mit Partnern. Andere tun es alleine während der Masturbation, können es aber nicht mit einem Partner tun. Wieder andere können mit einem Partner zum Orgasmus kommen, aber es ist so lang und mühsam, dass sie es vorziehen, die meiste Zeit aufzugeben. Schließlich gibt es Frauen, die durch verschiedene Liebkosungen in Masturbation und mit

Partnern zum Orgasmus kommen, die aber beim

Eindringen versagen. Für viele Frauen wird diese mit dem

Orgasmus verbundene Schwierigkeit einen Rückgang oder

einen vollständigen Verlust des sexuellen Verlangens

verursachen.

20. Was ist Ejakulation?

Während einer Ejakulation werden 1,5 bis 4,5 ml Sperma

nach 2 bis 3 Tagen Abstinenz ausgestoßen. Diese Menge

ist abhängig von der Ejakulationsabstimmung: Je näher die

Ejakulation kommt, desto weniger ist die Menge an

Spermien wichtig (oft weniger als 1 ml bei zwei

Ejakulationen pro Tag).

Es gibt drei Phasen, meist sehr nahe beieinander:

- Die Emissionsphase: Es ist eine Phase der Vorbereitung,

wo das Produkt der Samenbläschen, Hoden, Epididymodefekte Schleifen und der Prostata, ... in der hinteren

Harnröhre konzentriert, nachdem die Ejakulationsgänge

verlassen (in der Prostata) . Es ist, als ob "der Mann die

Verantwortung übernimmt", mit einer vorbereitenden

Empfindung, die noch nicht mit dem Orgasmus einhergeht.

- die Austreibungsphase: das in der Harnröhre

konzentrierte Spermium wird dank einer Kontraktion aller

Muskeln des Perineums und der Harnröhre mit einer

Öffnung des gestreiften Schließmuskels und einem

Verschluss des Blasenhalses (so dass das Spermium

ausgeschieden wird) ausgestoßen steigt nicht in der Blase).

Die Ejakulation erfolgt mit mehreren Sakkaden im

klassischen Abstand von 0,8 Sekunden mit der

Kontraktion des gesamten Genitalapparates und der

Muskeln des Perineums.

- Die Phase des Orgasmus, in der Regel gleichzeitige

Ejakulation durch positive Empfindungen im Damm, die

eine zerebrale Empfindung von intensiven Vergnügen und maximal induziert. Der Orgasmus ist daher die zerebrale und sensorische Antwort, die die physiologische Kaskade widerspiegelt, die auf der Ebene des Perineums stattfindet.

Es ist mit allgemeinen Anzeichen wie einer Erhöhung der Herzfrequenz und des Blutdrucks, einer Erweiterung der Pupillen und anderen Manifestationen verbunden, die vom Individuum abhängen (Rötung der Haut, Schwitzen, allgemeine Muskelkontrakturen, usw.).

21. Was ist weibliche Ejakulation?

Die weibliche Ejakulation ist eng mit der Stimulation des G-Punktes verbunden. Die Existenz dieses berühmten G-Punktes wurde lange in Frage gestellt, aber die Forschung hat heute gezeigt, dass diese erogene Zone tatsächlich Teil der Vagina der Frau ist. Die Größe eines Groschens, wenn es in "Ruhe" ist, kann auf die Größe eines Dollars aufgeblasen werden, wenn er stimuliert wird. Da es zwischen zwei und drei Zentimeter vom Eingang der Vagina hinter dem Schambein liegt, ist es durchaus möglich, dass es vom Penis gestreichelt wird, wenn Sie über Ihrem Partner sind.

Obwohl die Flüssigkeit, die während einer solchen Erregung ausgestoßen wird, durch den Harngang geht, hat sie nichts mit Urin zu tun. Tatsächlich ist es eine farb- und geruchlose Flüssigkeit, deren Menge beim Orgasmus von Frau zu Frau variiert. Also, um Ihre Frage zu beantworten, ja, weibliche Ejakulation ist völlig normal! Viele Frauen fühlen sich beschämt und ein bisschen unwohl, wenn es passiert, weil die weibliche Ejakulation die ersten paar Male immer noch ein Element der Überraschung schafft. Durch die Nachteile beschweren sich nur wenige Partner! Einige Frauen, die dieses Phänomen erlebt haben, erwähnen, dass weibliche Ejakulation nur Orgasmus

Vergnügen betont. Es kann sein, dass du dies beim nächsten Sex hast. Aber lass dich gehen, als wäre nichts passiert, denn um uns zu sehr auf eine Sache zu konzentrieren, übersehen wir den Punkt. Für den Rest, viel Spaß!

22. Wie kann ein Mann seine Erektion aufrechterhalten?

Orgasmus ist oft mit Ejakulation verbunden. Dennoch ist es für den Menschen möglich, die beiden zu trennen. Dafür müssen Männer ihren Orgasmus verinnerlichen. Dies wird seit tausenden von Jahren in der taoistischen Philosophie praktiziert und erlaubt es, seine Erektion aufrecht zu erhalten und gleichzeitig das Vergnügen während des Genusses zu steigern. Die Aufrechterhaltung der Ejakulation während des Orgasmus erfordert noch etwas Training. Es gibt einige Übungen, die täglich angewendet werden können, aber das erste, worauf sich ein Mensch bewusst sein muss, ist sein ganzer Körper, so dass das Vergnügen überall verbreitet werden kann. Die Übungen, um jeden Tag zu üben, werden die Pub coccygeal Muskeln steuern, die für Erektion verantwortlich sind.

23. Wie kann eine Frau einem Mann helfen, seine Erektion aufrechtzuerhalten?

Die Liebkosungen des Partners helfen sehr, durch ihre mechanische Aktion und weil sie aufregend sind. Dies ist zum Beispiel ein guter Schub im Laufe der Jahre, wenn die Erektion länger dauert. "Aber wenn die Schwierigkeit bei der Aufrechterhaltung Ihrer Erektion auf Stress zurückzuführen ist, ist eine manuelle Stimulation nicht unbedingt eine gute Idee, weil sie sie blockieren kann."

24. Was bedeutet Fellatio?

Blowjob ist das männliche Äquivalent von Cunnilingus.
Diese Praxis des Oralsex ist eine der Möglichkeiten, um
Genuss für einen Mann zu erreichen. Es besteht darin, den
Penis durch Hin- und Herbewegungen durch Zunge und
Mund zu stimulieren. Es ist jedoch nicht auf einen
regelmäßigen Rhythmus beschränkt, und
Geschwindigkeitsschwankungen sind willkommen.
Ähnlich ist es möglich, die Formen der Liebkosung
zwischen Kitzeln auf der Eichel oder Küssen auf dem
Penis zu wechseln. Verwenden Sie Ihre Zunge, um
verschiedene Teile des Penis zu lecken und zu kitzeln,
wobei Sie daran denken, dass die Spitze der empfindlichste
Teil ist. Schließlich ist das Ideal für Fellatio nicht nur auf
den Penis zu konzentrieren. Mit Ihren Händen können Sie
die Hoden oder die Oberseite des Penis streicheln,
während Sie die Eichel mit Ihrer Zunge stimulieren.

25. Was ist sexueller Fetischismus?

Wir sprechen über Sexualfetischismus, wenn die Erregung durch einen Fetisch verursacht wird, dh durch einen Körperteil, ein Objekt oder eine mit einer starken Symbolkraft ausgestattete Materie.

Wenn das Objekt des Fetischismus ein Teil des Körpers ist In einer 2004 von schwedischen und italienischen Forschern unter Leitung von Claudia Scorolli an der Universität Bologna durchgeführten Umfrage wurden Daten von Hunderten von Fetisch-Diskussionsgruppen analysiert.

Es überrascht nicht, dass Pädophilie, Fetischismus der Füße und Zehen, ganz oben auf der Rangliste der am meisten verehrten "Objekte" steht. Einige Praktiken beinhalten sexuellen Kontakt, wie zB Fußarbeit, andere beinhalten das Zerquetschen am Fuß oder das Lecken und Kauen, andere betrachten nur die so adoptierten kleinen

Füße. Auf jeden Fall teilt sich das Thema, denn auch

Pädophilie ist nicht selten!

Liebhaber von Körperflüssigkeiten folgen streng

Pädophilen, aber es gibt auch Fetisch Brüste: Masophile,

Gesäß: Pygmäen, Nabel: Nabelschnur oder Nase:

Nasophile ... Kurz gesagt, wir finden ein bisschen von

allem!

Wenn das Objekt des Fetischismus ein Kleidungsstück ist

Zu den Klamotten gehören die Unterteile, die Röcke, die

Oberschenkel hohen Stiefel oder die Stilettos

(Altocalciphilie), die Handschuhe und die Brille, aber

natürlich auch die ganze Wäsche und die Unterwäsche

(zeugt von der Website verkauft-Ihre-Höschen .com, die

erlaubt um gebrauchte Höschen zu kaufen oder

weiterzuverkaufen - je mehr sie getragen wurde, desto

höher ist der Wert des Höschens - aber auch Fetischkurse

zu nehmen.

Japan hat insbesondere das Konzept des Höschenfetischismus (Burusera) entwickelt, indem er es in Unterkategorien unterteilt: Panchira, das darin besteht, das Höschen unter dem Rock zu betrachten; das Kagaseya, wo der Kunde die Hosen schnüffeln kann, die direkt auf einem Modell getragen werden; und das Namasera: wenn das Model ihr Höschen direkt vor dem Kunden entfernt.

Was Uniformen betrifft, scheinen sie dem BDSM näher zu sein als dem Fetischismus, weil sie eine Inszenierung nahe legen, die oft Verbindungen von Unterordnung, Unterwerfung und Dominanz beinhaltet (die Krankenschwester, der Polizist, der Meister oder die Geliebte ...). Um nicht alles durcheinander zu bringen, werden wir in einem zukünftigen Post auf dieses andere Thema zurückkommen.

Wenn das Objekt des Fetischismus eine Sache ist (Doraphilie)

Leder, Latex, Vinyl, Pelz, Seide, Samt und sogar Wolle ...

Jeder hat sein Lieblingstextil. Entweder ist es der

Formeffekt und die zweite Haut, die erregt, oder es ist das

Material, das an eine Berührungsempfindung erinnert.

Oft sind diese drei Objekte des Fetischismus eng

miteinander verbunden: Der Vinylschenkel ist sowohl für

Fußfetischismus als auch für Schuhe und Textilien.

Wie erklärt man diese sexuelle Praxis?

Alfred Binet, Pädagoge, wird als erster einen Namen für

diese sexuelle Praxis finden. Letzterer studiert die Frage in

philosophischen Artikeln und nach ihm; es ist die infantile

sexuelle Erfahrung, die die Fixierung des Fetischismus

bestimmt. "Wir kommen immer wieder zu seiner ersten

Liebe", resümiert er.

So würde der Fetischismus aus einem starken Eindruck

resultieren, dass wir bestimmte Elemente unserer Kindheit

gemacht hätten und uns einen emotionalen und

symbolischen Fußabdruck hinterlassen hätten, der

unauslöschlich ist (seit dem Eingreifen zur Zeit der

psychologischen Konstruktion). Das könnte erklären,

warum Fuß- und Schuhfetisch an erster Stelle stehen:

Wenn du klein bist, kannst du den Grund der Menschen

sehen.

Für die Interessierten fehlt es an Abenden zum Thema

nicht: "Nightelastic" oder "NightDemonia" in Paris,

"Wasteland" in Amsterdam (offensichtlich das größte

Fetisch-Event in Europa) ... Sie haben die Wahl!

26. Was ist Unfruchtbarkeit?

Unfruchtbarkeit ist die Unfähigkeit für ein Paar, ein Kind

zu empfangen. Wir sprechen über Unfruchtbarkeit oder

Unfruchtbarkeit, die Sex miteinander verbindet und wer

Verhütung nicht verwendet, versagt seit mehr als einem

Jahr (oder sechs Monaten, wenn die Frau über 35 Jahre alt ist)).

Damit eine Frau schwanger wird, ist eine Kette von Ereignissen notwendig. Sein Körper und mehr seine Eierstöcke bestimmt, muss zuerst eine Zelle produzieren, die Oozyte, die zum Uterus zirkuliert. Dort kann in Gegenwart eines Spermiums eine Befruchtung stattfinden. Sperma kann 72 Stunden im weiblichen Fortpflanzungstrakt überleben und das Ei muss innerhalb von 24 Stunden nach dem Eisprung befruchtet werden. Nach der Verschmelzung dieser beiden Zellen wird ein Ei gebildet, das dann in die Gebärmutter implantiert wird, wo es sich entwickeln kann.

Unfruchtbarkeit kann sehr schwierig für Paare sein, die Eltern werden wollen, aber nicht können. Diese Behinderung kann erhebliche psychologische Auswirkungen haben.

Es gibt viele Behandlungen gegen Unfruchtbarkeit, die die Chancen für ein Paar, Eltern zu werden, erhöhen können.

Häufigkeit

Unfruchtbarkeit ist sehr häufig, da sie zwischen 10% und 15% der Paare betreffen würde. Zum Beispiel bestätigt das US-Zentrum für Krankheitskontrolle und Prävention (CDC), dass fast jede zehnte Frau Schwierigkeiten haben wird, schwanger zu werden. 80 bis 90% der Frauen werden in 1 Jahr schwanger und 95% in 2 Jahren.

In Kanada, so die kanadische Gesellschaft für Unfruchtbarkeitsbewusstsein (ACSI), wäre fast 1 von 6 Paaren im ersten Jahr nicht in der Lage, alle Verhütungsmittel zu stoppen.

In Frankreich waren laut der nationalen Perinatalstudie von 2003 und der epidemiologischen Fruchtbarkeitsbeobachtungsstelle 2007-2008 fast 1 von 5 Paaren nach 12 Monaten ohne Verhütung von

Unfruchtbarkeit betroffen. Laut der Umfrage wurden 26% der Frauen im ersten Monat ohne Verhütung und 32% mehr als sechs Monate später schwanger (einschließlich 18% nach 12 Monaten und 8% nach 24 Monaten) 3. Auch wenn die Daten fehlen, scheint es, dass immer mehr Frauen Schwierigkeiten haben, schwanger zu werden und auch mehr Zeit in Anspruch nehmen. Umwelt- oder infektiöse Faktoren könnten für diese Entwicklung verantwortlich sein. Übergewicht wird ebenfalls hervorgehoben. Es muss auch bekannt sein, dass die Fertilität mit dem Alter abnimmt. Aber Frauen erwarten mehr und mehr ihr erstes Kind, was auch erklären könnte, warum Unfruchtbarkeitsprobleme immer häufiger auftreten.

Die Ursachen

Die Ursachen der Unfruchtbarkeit sind sehr vielfältig und können den Mann, die Frau oder beide Partner betreffen. In einem Drittel der Fälle betrifft die Unfruchtbarkeit nur den Mann, in einem weiteren Drittel nur die Frau und schließlich im verbleibenden Drittel beides.

Bei Männern

Männliche Unfruchtbarkeit ist hauptsächlich auf eine zu geringe Produktion (Oligospermie) oder totale Abwesenheit (Azoospermie) von Sperma im Samen zurückzuführen. Azoospermie kann auf fehlende Hodenproduktion oder Blockierung der Kanäle zurückzuführen sein, die die Wanderung von Spermien ermöglichen. Spermatozoen können auch missgebildet (Teratospermie) oder unbeweglich (Asthenospermie) sein. Sperma kann das Ei nicht mehr erreichen und es durchdringen. Der Mann kann auch an vorzeitiger Ejakulation leiden. Er kann dann bei der geringsten

Aufregung ejakulieren, oft sogar bevor er seinen Partner durchdrungen hat. Dyspareunie (schmerzhafter Geschlechtsverkehr bei Frauen) kann auch das Eindringen verhindern. Bei retrograder Ejakulation wird das Sperma in die Blase und nicht nach außen abgegeben. Einige Umweltfaktoren, wie die Exposition gegenüber Pestiziden oder die übermäßige und zu häufige Hitze von Saunen und Whirlpools, können die Fruchtbarkeit beeinträchtigen, indem sie die Spermienproduktion beeinflussen. Allgemeinere Störungen wie Fettleibigkeit, übermäßiger Konsum von Alkohol oder Tabak beeinträchtigen auch die männliche Fruchtbarkeit. Schließlich begrenzen einige Krebsbehandlungen wie Chemotherapie und Bestrahlung manchmal die Produktion von Spermatozoen.

In der Frau

Die Ursachen der Unfruchtbarkeit sind wieder mehrfach. Einige Frauen können an Eisprungsstörungen leiden. Der

Eisprung kann nicht vorhanden sein (Anovulation) oder mittelmäßig sein. Mit diesen Anomalien wird keine Oozyte produziert und die Befruchtung kann nicht stattfinden. Die Eileiter, die zwischen den Eierstöcken und dem Uterus liegen und den Embryo in die Gebärmutterhöhle wandern lassen, können verstopft sein (zum Beispiel bei Salpingitis, Eileiterentzündung oder Adhäsionsproblemen nach der Operation). Die Frau kann an Endometriose, Uterusmyom oder polyzystischem Ovarsyndrom leiden, dh an einem hormonellen Ungleichgewicht, das Zysten an den Eierstöcken verursacht und sich in unregelmäßigen Sterilitätsperioden manifestiert. Medikamente wie Krebstherapien können Unfruchtbarkeit verursachen. Schilddrüsenprobleme und Hyperprolaktinämie können ebenfalls verantwortlich sein. Diese Erhöhung von Prolaktin, einem Hormon, das während des Stillens vorhanden ist, kann den Eisprung

beeinflussen.

27. Kann die Menopause die Sexualität beeinflussen?

Menopause ist keine Krankheit, sondern ein natürliches

Phänomen, das bei Frauen im Alter von etwa 50 Jahren

auftritt.

Die Menopause ist gekennzeichnet durch die Beendigung

der Produktion von Hormonen der Fortpflanzung,

Östrogen und Progesteron durch die Eierstöcke.

Es gibt zwei Stadien in den Wechseljahren: die

prämenopausale Periode, die mehrere Jahre dauert,

gekennzeichnet durch das Auftreten von unregelmäßigen

Perioden und die bestätigte Menopause, die durch eine

vollständige Unterbrechung der Menstruationszyklen

gekennzeichnet ist.

Menopause tritt auf, wenn eine Frau 12 Monate in Folge

Menstruation (Amenorrhoe) hatte. Die Diagnose wird

durch hormonelle Assays bestätigt.

Menopause verursacht Störungen im Zusammenhang mit

Östrogenmangel. Sie werden "klimakterische" Störungen

genannt: Sie beschreiben die endokrinen, physischen und

psychischen Veränderungen, die während dieser Zeit

auftreten.

Die Einstellung der Produktion von

Fortpflanzungshormonen erhöht das Risiko von

Osteoporose und Herz-Kreislauf-Erkrankungen erheblich.

Aus diesem Grund können einige Frauen nach genauen

Kriterien auf die Hormonbehandlung der Menopause

(THM) zurückgreifen.

28. Was ist eine Paraphilie?

In einigen aktuellen Klassifikationen ist eine Reihe von Störungen der sexuellen Präferenz gekennzeichnet durch die Suche nach sexuellem Vergnügen von einem Partner oder einem ungeeigneten Objekt oder in abnormalen Umständen. Dieser Oberbegriff umfasst Anomalien wie Exhibitionismus, Fetischismus, Reiben, Pädophilie, Masochismus und sexueller Sadismus, Fetischismus Transvestitismus oder Voyeurismus. Paraphilie muss sich insbesondere von psychischen und Verhaltensproblemen unterscheiden, die mit sexueller Entwicklung und sexueller Orientierung (z. B. Homosexualität, die an sich nicht als Störung angesehen wird) oder sexueller Dysfunktion verbunden sind. .

29. Was verursacht schmerzhaften Sex?

Manchmal passiert dein Liebesspiel nicht wie erwartet und Sex wird unangenehm oder schmerzhaft. Es gibt alle möglichen Gründe, die diese Gene erklären oder

verursachen können. Wenn Sex unangenehm oder sogar

schlecht ist, ist es oft das Signal für ein größeres Problem,

wie eine bakterielle Infektion oder ein psychologisches

Problem.

Hier ist eine nicht erschöpfende, aber relativ vollständige

Liste aller Gründe, warum Sex schmerzhaft sein kann.

Sie sind nicht genug geschmiert

Mangel an Schmierung ist ein Problem, mit dem viele

Frauen konfrontiert sind. Betroffen sind vor allem Frauen

in der Menopause, aber auch jüngere Frauen, die unter

einem Ungleichgewicht leiden, vor allem wegen der Pille,

Stress oder Hormone, vaginale Trockenheit kann Sex

(sehr) schmerzhaft machen.

30. Beeinflußt die Schwangerschaft das Geschlecht?

Sexualität während der Schwangerschaft ist wichtig für die Entwicklung des Paares und der zukünftigen Mutter. Das Geschlecht stellt keine Gefahr für das zukünftige Baby dar. Der Wunsch kann jedoch geändert werden. Schwangeren Liebe ist vorteilhaft für das Wohlbefinden und die Stabilität des Paares, es ist sogar zu empfehlen! Aber für manche ist es schwieriger loszulassen. Schließlich sind Sie jetzt nicht mehr zwei, sondern drei.

Schwangerschaft kann ein Segen für ein Sexualitätspaar sein oder nicht! Das erste Trimester ist wahr, dass die zukünftige Mutter nicht das Herz hat, unter der Bettdecke schläfrig zu machen: Brechreiz, Rückenschmerzen ... so viele Rücken, die die Libido auf Null fallen lassen. Was den zukünftigen Vater betrifft, kann seine schwangere Frau eine destabilisierende, sogar beängstigende Wirkung haben. Diese Frau, mit der er fleischliche Freuden teilte, ist nicht mehr allein. Jetzt sind Sie zu dritt. Viele Eltern fühlen sich beobachtet. Manche Väter haben beim Sex mit ihrer schwangeren Partnerin sogar inzestuöse Gefühle. Schwangerschaft bezieht sich auf ihre Beziehung zu ihrer eigenen Mutter und dies kann besonders störend sein.

Wenn es um das erste Kind geht, verschmelzen Fragen: Kann Penetration mein Kind verletzen? Führt Sperma zur Geburt? Stoppen Sie die erhaltenen Ideen: Ihr Kind riskiert absolut nichts und Sie können weiterhin bis zum D-Tag unter der Decke platzen, kein Problem! Es gibt nur ein paar Positionen, die Sie nicht können: Es ist Zeit, Ihrer Fantasie freien Lauf zu lassen.

Schwangerschaft verursacht physische und psychische Veränderungen bei Frauen. Mit diesem schönen Bauch, der sich über die Tage erstreckt, muss sich das Paar einer neuen Sexualität anpassen und erkunden. Positionen, die noch nie zuvor versucht wurden, und ein Trost für die zukünftige Mutter, die sieht, dass sie sich verändert und sich immer gewünscht fühlt, ein zukünftiger Vater, gefüllt und verliebt ... Sex während der Schwangerschaft ist alles gut!

Ungezügelte Sexualität während der Schwangerschaft ist immer noch sehr selten für alle Paare. Oft ändern sich Gewohnheiten vor oder während der Schwangerschaft wenig. Für die Mehrheit der Paare ergeben sich keine Klischees. Eines ist sicher, von einem Moment an mit diesem kann; Alle sexuellen Positionen können nicht mehr auf dem Programm stehen, und es wird notwendig sein, neue Wege zu finden, die besser angepasst sind, so sinnlich und bequem, um Liebe zu machen. Die bevorzugte Position während der Schwangerschaft für alle Paare ist nicht überraschend die am besten geeignet für die Kurven der Frau, der Teelöffel.

Zukünftige Mütter, wenn jemals mit Ihrem Mann kuscheln ist seltener, keine Panik. Die Genesung eines intensiven

Sexuallebens kann ein wenig Zeit in Anspruch nehmen und erst nach der Ankunft zurückkommen. Aber das Wichtigste ist, zwischen deinem Partner und dir eine wahre Zärtlichkeit zu bewahren, Momente der Umarmungen, Zeichen der Liebe ...

Die Reaktionen auf Sex während der Schwangerschaft unterscheiden sich zwischen Männern und Frauen. Aber keine Panik, mit Hilfe unserer Sexologen helfen wir Ihnen, klarer zu sehen!

31. Was ist ein feuchter Traum?

Sie sind auch bekannt als "feuchte Träume" und sind eine Quelle der Scham für einige und die Wut anderer; nicht wirklich sorgen müssen, denn es ist ein natürlicher Prozess des menschlichen Körpers, der nicht die Unzulänglichkeit, körperliche oder geistige bezeichnet.

Der Begriff, den Wissenschaftler dieses männliche

Phänomen erkennen, ist "feuchter Traum", der für einige

seltsam erscheinen mag, ist es leichter, die Kontamination

zu beziehen. Die Wahrheit ist, dass das Wort, das uns

betrifft, bei dieser Gelegenheit auf die Sekretion von

immer unwillkürlichen Spermien bezieht, die nicht von

einem Orgasmus begleitet werden, aus Gründen, die ich

unten erklären werde.

Bevor wir fortfahren, ist es wichtig zu verdeutlichen, dass

es sich nicht auf eine Ejakulation in jedem Sinne des

Wortes bezieht, da bei dieser Anzahl von Spermien höhere

und schwierigere Ejakulationen auftreten, da männliche

Sexualgerät-Idioten den Höhepunkt ihres Zustandes großer

Erregung erreichen, der auftritt beim Sex oder durch

Masturbation.

Nun neigt die Verschmutzung dazu, den Begriff "Nacht"

zu begleiten, da es in den Ruhezeiten zu dieser Tageszeit

am häufigsten ist. Dies ist wahr, diese Austreibung geschieht normalerweise während des REM-Schlafes (Rapid Eye oder REM-Bewegung für ihr Akronym in Englisch), der folgendes zu erklären versucht: Die Schläfrigkeit hat zwei Hauptphasen durchlaufen, die erste ist die leichte Phase, wo das Gehirn weht langsam werden; Etwa 90 Minuten nach Eintritt in den zweiten, wo der Schlaf tiefer ist und der Körper an Temperatur- und Pulsschwund leidet, wird das Gehör aufmerksam und die Augen bewegen sich unter den Augenlidern auf ähnliche Weise, wenn Sie einen Film sehen, der REM heißt wo Träume auftreten und das Gehirn so aktiv ist, als wären sie wach; Experten sagen, dass diese Phase nur 25% der Schlafzeit beansprucht.